Bibliografische Information der Deutschen Nationalbibliothek:

Die Deutsche Bibliothek verzeichnet diese Publikation in der Deutschen National-
bibliografie; detaillierte bibliografische Daten sind im Internet über http://dnb.d-
nb.de/ abrufbar.

Impressum:

Copyright © 2014 GRIN Verlag, Open Publishing GmbH
Druck und Bindung: Books on Demand GmbH, Norderstedt Germany
ISBN: 9783668372894

Dieses Buch bei GRIN:

http://www.grin.com/de/e-book/296246/moderne-gluecksforschung-physiologische-
sozialwissenschaftliche-und-psychologische

David Bialluch

Moderne Glücksforschung. Physiologische, sozialwissenschaftliche und psychologische Ansätze

GRIN Verlag

Inhaltsverzeichnis

1 Einleitung

„Es ist schwer, das Glück in uns zu finden, und es ist ganz unmöglich, es anderswo zu finden", sagt Nicolas Chamfort[1]. Dieser Satz bestätigt genau das, was jüngst eine Umfrage ergeben hat. Die Zeitschrift „Reader's Digest" startete eine Online-Umfrage in zehn Ländern weltweit, bei der mehrere tausend Menschen teilgenommen haben. Gefragt wurde, welcher der vier Bereiche Familie, Arbeit, Gemeinschaft bzw. Glaube den größten Einfluss darauf hat, wie glücklich sich der Befragte fühlt. Dabei wurde offengelegt, dass nur Werte wie Familie für langfristige Zufriedenheit sorgen. Eine Luxusreise beispielsweise macht dagegen nur kurzzeitig glücklich[2]. Ed Diener, Psychologieprofessor an der Universität von Illinois, USA, erklärt dazu: „„Wirklich glückliche Menschen pflegen enge Beziehungen – sie haben Leute um sich, auf die sie sich uneingeschränkt verlassen können. Forschungsergebnisse zeigen, dass die glücklichsten Menschen mehr an andere denken als an sich selbst‘‘[3].

Doch wie werde ich persönlich dauerhaft glücklich und zufrieden? Kann man Glück überhaupt messen? In der heutigen Zeit stellen sich immer mehr Menschen diese Fragen. Um darauf eine Antwort geben zu können, gibt es die Glücksforschung, mit der sich diese Arbeit beschäftigt. Zuerst werden wir uns damit auseinandersetzen, was die Glücksforschung ist und auf welcher Basis sie arbeitet. Dann lernen wir die Methoden und die Arten der Glücksforschung kennen, darunter die Physiologie und Psychologie. Zum Schluss erfahren wir einige der bisherigen Erkenntnisse der Glücksforscher.

---

1   zitate.net/glück.html

2   www.focus.de/gesundheit/ratgeber/psychologie/gesundepsyche/familie-arbeit-glaube-was-uns-wirklich-gluecklich-macht_id_3902515.html

3   a.a.O.

2 Glücksforschung im Allgemeinen

2.1 Definition und Basis

In der Glücksforschung wird sich hauptsächlich mit Glück im Sinne des Glücksgefühl bzw. der Lebenszufriedenheit der Menschen beschäftigt. Das Ziel der Glücksforschung ist es, in Erfahrung zu bringen, „was die Zufriedenheit der Menschen im Leben fördert oder hemmt"[4]. Sie gibt aber auch Handlungsempfehlungen für einzelne Menschen. Außerdem ist die Glücksforschung auf verschiedenen Gebieten vertreten, so beispielsweise der Biologie, Psychologie und Soziologie[5], worauf im Verlauf dieser Arbeit noch näher eingegangen wird.

Zunächst sollte - als Basis der Glücksforschung - Klarheit über das Verständnis des Begriffs „Glück" herrschen. Überlegungen zur Frage nach dem Glück gibt es bereits seit einigen hundert Jahren, allerdings sind diese sehr unterschiedlich und teilweise sogar widersprüchlich. Daraus lässt sich schließen, dass es keine allgemeingültige Definition des Begriffs „Glück" geben kann, da jeder Mensch etwas anderes darunter auffasst. Jedoch lässt sich allgemein sagen, dass unter Glück immer etwas Positives verstanden wird und die Lebensqualität dabei oft sehr wichtig ist[6]. Das Erlangen von Glück gehört wie auch Zufriedenheit zu den höchsten Zielen der Menschen, was zum Beispiel das „Pursuit of Happiness" als unveränderbares Recht in der amerikanischen Verfassung beweist[7].

Trotz der beschriebenen Problematik bezüglich des Glücksbegriffs lässt sich Glück kategorisieren. Man kann einerseits Glück haben, zum Beispiel dann, wenn man bei einem Glücksspiel einen Gewinn erzielt, andererseits über einen bestimmten Zeitraum (kurz- bzw. langfristig) Glück empfinden. Ereignisse von nur einer kurzen Zeitdauer gelten lediglich als Glücksmomente und hängen oft mit Genuss zusammen, beispielsweise eine Party[8]. Ist das Glücksgefühl länger anhaltend, spricht man von „subjektivem Wohlbefinden"[9], eine dauerhafte Zufriedenheit beim Menschen, die in der Glücksfor-

---

4   Konz S. 8
5   a.a.O.
6   Konz S. 1
7   Konz S. 1f.
8   Konz S. 2
9   a.a.O.

schung näher untersucht wird. Das erwähnte zufällige Glück spielt dabei keine Rolle[10].

2.2 Methoden

Grundsätzlich gibt es in der Glücksforschung zwei Vorgehensweisen, um Daten zu erhalten und zu analysieren. Einer der beiden Methoden ist die Beobachtung, die sich aber deswegen eher nicht eignet, weil Menschen sich in ähnlichen Situationen unterschiedlich verhalten. Daher wird meist die Befragung angewendet, in der der Befragte sein Wohlbefinden schildert. Entsprechende Schlüsse können nach der Analyse gezogen werden. Allerdings unterliegen den Umfragedaten einige Verzerrungen, da diese auf einem individuellen Urteil basieren[11]. Deshalb ist „bei den Befragungen sicher zu stellen, dass die jeweiligen Personen stets fähig und willens sind, aussagekräftige Angaben zu ihrem Wohlbefinden zu machen"[12].

Die Befragung lässt sich in zwei Typen untergliedern: „single-item, hier wird nur eine Frage gestellt, und multi-item, wobei die Befragten mehrere Fragen beantworten müssen"[13]. Auch bei den Antwortmöglichkeiten gibt es Unterschiede. Diese können sich „entweder auf einer kardinalen Skala, zum Beispiel Werte zwischen 0 und 10, oder einer ordinalen Skala, wie etwa mit Antworten von ‚trifft überhaupt nicht zu' bis ‚trifft vollkommen zu'"[14] bewegen.

Die Art der Befragung kann man noch in eine andere Richtung untergliedern. Professor Daniel Kahneman unterscheidet zum einen in *„experienced utility*, wobei Personen in Echtzeit befragt werden und der Nutzen über eine Periode als Summe aller momentanen Nutzen aufgestellt wird"[15]. Für eine möglichst gute Kontrolle von äußeren Einflüssen finden die Befragungen meist im Labor statt. Die Befragten sollen beispielsweise bei einem Film, der ihnen gezeigt wird, ihre jeweilige Gemütslage vortragen. Zum anderen gibt es noch *„remembered utility*"[16], wo die Personen eine rückblickende Zusammenfassung von Gefühlen und schließlich ein Urteil darüber abgeben sollen. Auch hier kann es

---

10 Konz S. 2
11 Konz S. 8
12 a.a.O.
13 a.a.O.
14 Konz S. 8f.
15 Konz S. 9
16 a.a.O.

zu Verfälschungen kommen, da „Hoch und Tief des Befragungszeitraums sowie Ereignisse am Ende der Periode eine zu hohe Wirkung auf das berichtete Gesamtgefühl der Personen haben"[17].

3 Arten der Glücksforschung

3.1 Physiologische Glücksforschung

Die Glücksforschung ist in der Physiologie vertreten, vor allem im Bereich der Hirnforschung. Die Hirnforschung befasst sich damit, wie bzw. mit welchen Mechanismen das Gehirn funktioniert. Beispielsweise geht es dabei um die Verarbeitung von sensorischen Reizen, aber auch darum, „ob es eine befriedigende neurophysiologische Erklärung geben kann, dass sensorische Ereignisse beim Menschen stets auch vom subjektiven Gefühl der Wahrnehmung begleitet sind"[18]. Das betrifft vor allem Reize, die bestimmte positive bzw. negative Gefühle oder Emotionen auslösen. Interessant ist daher nicht nur, wie es zum Erkennen der Reize und dem anschließenden Hervorrufen der Emotion mit entsprechenden körperlichen Veränderungen kommt, sondern auch, ob es möglich ist, eine hirnphysiologische Erklärung für das Bewusstsein dieser Emotionen zu finden. Deshalb stellt sich die Frage, ob das bewusste Empfinden von Glück einen Bezug zu den Vorgängen im Gehirn hat[19].

Grundsätzlich kann man aber davon ausgehen, „dass das bewusste Gefühl des Glücks eine physiologische Grundlage hat"[20]. Dies beruht auf der unwiderlegbaren Tatsache, dass zum Beispiel nach der Einnahme von bestimmten Drogen eine starke Bewusstseinsveränderung erfolgt, die einen sehr beglückenden Zustand bewirken. Genau dieser Zustand lässt sich physiologisch eindeutig beschreiben[21].

---

17 Konz S. 9
18 Koch S. 79
19 a.a.O.
20 Koch S. 80
21 a.a.O.

3.1.1 Tierexperimentelle Untersuchungen

Glücksgefühle und Freude gehören zu den wichtigsten Faktoren des menschlichen Verhaltens, da der Mensch ständig nach der Empfindung von Freude strebt. Tiere verhalten sich ähnlich, hier gibt es die „prokreativen Verhaltensweisen (Nahrungsaufnahme, Sexualverhalten, Brutpflege und Sozialverhalten)"[22], die mit positiven Gefühlen einhergehen.

Bei den Experimenten werden Freude und Glück als Begleiter derjenigen Verhaltensweisen angesehen, „die zum Erhalt des Lebens dienen. Die Voraussetzungen für die experimentelle Erfassung der Emotionen sind am besten durch Belohnungsreize [...] gegeben, die Annäherungsverhalten auslösen"[23].

In den Tierversuchen werden Freude und Glück demnach durch Annäherungs- bzw. Abwendungsverhalten messbar gemacht. Als Grundlage dieser Untersuchungen dient – sowohl beim Menschen als auch bei den Tieren – das freiwillige und aktive Tun von Dingen, die Freude bereiten[24]. Daher beruhen diese „auf den Konzepten des freiwilligen aktiven Aufsuchens eines Ortes, der freiwilligen Durchführung eines Verhaltens (z.B. Hebeldrücken in einer Skinner-Box) oder der aktiven Auslösung eines Zustandes (z.B. bei der Selbstreizung des Gehirns [...])"[25]. Man setzt dabei voraus, dass beispielsweise das Versuchstier Freude über das Futter empfindet, das es sich nach Hebeldruck aus einer Skinner-Box verschafft hat. Daher verwendet man zunächst grundlegende Existenzbedürfnisse als Belohnungsreize[26].

In den 1950er Jahren gab es sehr bedeutende tierexperimentelle Ergebnisse zu den neuronalen Grundlagen von positiven Gefühlen. James Olds führte Hirnreizungsexperimente an Ratten durch, bei denen eigentlich die Kartierung des Gehirns bezüglich der Leistungsfähigkeit Ziel war, indem man bestimmte Kerngebiete elektrisch stimuliert. In Kombination mit Verhaltensbeobachtungen stellte man fest, dass Ratten, die mit Reizelektroden in einem bestimmten Areal des lateralen Hypothalamus ausgestattet waren, nach dem Reizexperiment freiwillig und anscheinend extrem motiviert denselben Ort

---

22 Koch S. 81
23 Koch S. 81
24 a.a.O.
25 a.a.O.
26 Koch S. 82

erneut aufsuchten, wo sie den Elektroreiz im Gehirn bekommen hatten[27]. Dieses Verhalten nennt man „konditionierte Platzpräferenz"[28]. Das Tier hat also gelernt, dass an diesem Ort etwas Angenehmes zu erwarten ist und sucht ihn deshalb wieder auf. Um die Funktion des „lateralen Hypothalamus"[29], einem Teil des Zwischenhirns, zu ermitteln, führte Olds weitere Experimente durch. Ausgangspunkt sind wieder die Ratten mit Reizelektroden im Hypothalamus. Die Stromzufuhr dieser Elektroden ist mit dem Hebel einer Skinner-Box verbunden, womit es den Tieren möglich war, ihr eigenes Gehirn elektrisch zu reizen. Erstaunlich zu beobachten war, „dass bei bestimmten Lokalisationen der Reizelektroden im Gehirn die Ratten ununterbrochen den Hebel der Skinner-Box drückten, sich also unaufhörlich und bis zur völligen Erschöpfung selbst reizten. [...] Spätere Versuche an Menschen (die sich aus therapeutischen Gründen einer Hirnoperation unterziehen mussten) ergaben, dass eine elektrische Reizung der homologen Hirnareale extrem euphorische Zustände auslöste"[30].

3.1.2 Neuronale Grundlagen

Nach weiteren Untersuchungen fand man heraus, dass es nicht die Nervenzellen im lateralen Hypothalamus waren, die diese positive Wirkung haben, sondern der Verlauf eines Faserbündels an dem Reizort. Die Nervenfasern des Bündels verbinden „ein bestimmtes Kerngebiet des Mittelhirns, das ventrale, tegmentale Areal, mit dem Vorderhirn verbindet"[31]. Eine Stimulation dieser Verbindungsbahnen hat also eine euphorisierende Wirkung[32].

Die Signale der Nervenzellen de ventralen tegmentalen Areals werden mithilfe des Botenstoffs Dopamin auf Nervenzellen in „einem Kerngebiet des basalen Vorderhirns, dem Nucleus accumbens septi"[33] übertragen. Untersuchungen haben gezeigt, dass diese Verbindung zwischen dem ventralen tegmentalen Areal und dem Nucleus accumbens septi, vor allem aber auch der Transmitterstoff Dopamin, für die mit Belohnung verbundenen Verhaltensweisen maßgeblich ist. Beispielsweise wird bei Versuchstieren beim Auf-

---

27 Koch S. 82
28 a.a.O.
29 a.a.O.
30 a.a.O.
31 Koch S. 83
32 a.a.O.
33 a.a.O.

suchen eines Ortes mit schmackhaftem Futter Dopamin im Nucleus accumbens septi freigesetzt[34].

Beim Menschen konnte man einen deutlichen Anstieg der Aktivität im Nucleus accumbens septi festellen, wenn dieser zum Beispiel bei Glücksspielen um einen hohen Geldbetrag teilnahm. Auch Drogen wie Amphetamin und Kokain führen zu einem Anstieg des Dopamingehalts im Nucleus accumbens septi, was mit einer euphorisierenden Wirkung einhergeht[35].

Es kann allerdings wegen neuerer Befunde in Frage gestellt werden, ob Dopamin wirklich der „Botenstoff des Glücks" ist[36]. Das wird im Folgenden näher erläutert.

In einem Tierexperiment „wurden Ratten in einer instrumentellen Belohnungsaufgabe in einer Skinner-Box getestet"[37]. Man spricht hier von *instrumentell*, da eine positive Verstärkung eines bestimmten Verhaltens des Tieres durch Belohnung erfolgt. In dem Experiment wurden den Ratten Dopaminblocker eingesetzt, die „das Erlernen einer instrumentellen Handlung (Hebeldrücken in der Skinner-Box) für Futterbelohnung"[38] verhinderte. Interessant ist die Frage nach dem Warum, denn entweder schmeckt den Tieren das Futter nicht mehr oder sie wollen es nicht mehr essen. In verschiedenen Experimenten und Tests fand man heraus, dass die Ratten trotz des Dopaminblockers im Nucleus accumbens septi bei freier Futterwahl das schmackhafte Futter vorziehen. Außerdem rufen die Blocker keine motorischen Beeinträchtigungen hervor[39].

Doch was ist nun hinsichtlich der Belohnung durch die Reduktion von Dopamin gestört? Zwar haben die Dopaminblocker zur Reduktion des instrumentellen Verhaltens zum Erlangen des Futters, in diesem Fall das Hebeldrücken für schmackhaftes Futter, geführt. Allerdings essen die Tiere trotz Dopamin-Rezeptorblockade mehr von ihrem normalen Laborfutter, das ihnen zur Verfügung steht – obwohl sie bei freier Wahl zwischen Laborfutter und Cornflakes lieber die Cornflakes essen. In diesen Experimenten hatten die Ratten anscheinend zweifellos Lust auf das Fressen, aber der

---

34 Koch S. 83f.
35 Koch S. 84
36 Koch S. 84
37 Koch S. 86
38 a.a.O.
39 Koch S. 86f.

Verlust des Antriebs hat dazu geführt, dass für das Futter kein bestimmter Aufwand betrieben wird, in diesem Fall das Drücken eines Hebels[40].

Aufgrund dieser Befunde lässt sich also sagen, dass Dopamin entscheidend ist „bei der Erwartung einer Belohnung sowie für die Auswahl und Aktivierung von Verhaltensprogrammen, die zur Erlangung von Belohnung führen. Beim Konsum der Belohnung und möglicherweise für das subjektive Erleben, also dem Empfinden des eigentlichen Glücksgefühls, spielt dieser Botenstoff wohl eher eine untergeordnete Rolle"[41]. Was für dieses Empfinden der Freude verantwortlich ist, dazu gibt es noch keine eindeutigen Befunde[42].

3.1.3 Befunde bildgebender Verfahren

Besondere Entdeckungen durch bildgebende Verfahren (zum Beispiel „die Positron-Emissionstomographie – PET – und die funktionelle Magnet-Resonanztomographie – fMRT"[43]) hat es aufgrund technischen Fortschritts gegeben. Sehr interessant ist beispielsweise eine Arbeit mit PET. Hier fand man heraus, dass bei von Textpersonen als sehr schön empfundene Musik genau diejenigen Hirngebiete aktiviert werden, die aus Tierexperimenten „an der Verarbeitung primärer Belohnungsreize (Sex, Nahrung)"[44] beteiligt sind, also des Nucleus accumbens septi. Erstaunlich ist das deshalb, da Musik andere Reizmerkmale hat wie die primären Belohnungsreize[45].

Dieses Beispiel zeigt, „dass durch die modernen bildgebenden Techniken der Hirnforschung tatsächlich spezifische Veränderungen im Gehirn erfasst werden, die mit positiven emotionalen Empfindungen einhergehen"[46].

---

40 Koch S. 87
41 Koch S. 87f.
42 Koch S. 88
43 a.a.O.
44 Koch S. 89
45 a.a.O.
46 a.a.O.

3.2 Sozialwissenschaftliche Glücksforschung

In den Geisteswissenschaften wird sich schon sehr lange mit dem Thema „Glück" auseinandergesetzt. Verglichen damit ist die Glücksforschung in der Sozialwissenschaft noch sehr jung. Die Frage ist nun, welche Faktoren bzw. Entwicklungen, vor allem auch im gesellschaftlichen Zusammenhang, dazu beigetragen haben, dass die Glücksforschung eine eigene Richtung in der Forschung geworden ist und Interesse an deren Ergebnisse besteht[47].

Es kann durchaus gesagt werden, dass Glück immer mehr in der Öffentlichkeit thematisiert wird. Neben dem „Pursuit of Happiness" in der amerikanischen Verfassung, also dem Recht auf Streben nach Glück, gibt es auch in der französischen Verfassung eine Erklärung, in der es heißt, dass das Ziel der Gesellschaft das gemeinsame Glück ist („le bonheur commun")[48]. Die Thematisierung von Glück in der Öffentlichkeit ist aber noch in einem anderen Zusammenhang zu sehen. Menschen haben aufgrund bestimmter Vorstellungen vom Paradies bzw. einer transzendenten Zukunft, die meist auch in Bezug mit Glück stehen, dementsprechende Erwartungen an das Hier und Jetzt. Sie möchten also das Glück, das sie sich im Paradies vorstellen, auf ihr gegenwärtiges Leben übertragen[49]. Da die Lebenszeit begrenzt ist, muss deshalb dafür gesorgt werden, dass Zustände, die Glück fördern, geschaffen und Zustände, die Glück verhindern, beseitigt werden. Weil der einzelne Mensch damit überfordert ist, sollte Glück zu einer öffentlichen Aufgabe werden sollte, womit die Politik gefordert ist. Helmut Klages schreibt dazu: „„Der Glaube an die politische Herstellbarkeit von Glück gehört an zentraler Stelle zum Selbstverständnis der 'Moderne' schlechthin, legitimiert unter den Bedingungen des 'modernen' (oder auch 'modernistischen') Denkens geradezu die Politik'"[50]. Das betrifft insbesondere die Politik des Wohlfahrtsstaates[51].

Logischerweise muss es deshalb eine Institution geben, die sowohl Art und Ausmaß von Glück als auch dessen Veränderungen untersucht bzw. beobachtet, also ein sogenanntes „Glücks-Monitoring"[52]. Die Wissenschaft, insbesondere die Sozialwissenschaft, eignet

---

47 Braun S. 43
48 a.a.O.
49 Braun S. 43f.
50 Braun S. 44
51 a.a.O.
52 a.a.O.

sich hier sehr gut, da sie, zumindest in demokratischen Staaten, politisch und wirtschaftlich unabhängig ist. In den Anfängen der Sozialwissenschaften war das Vorhaben, glücksbegünstigende Zustände zu schaffen, noch ein Unterfangen, was sich mittlerweile geändert hat[53].

Die Frage nach der Ursache von Glück lässt sich nicht einfach beantworten, denn es gibt ein komplexes Zusammenspiel zwischen verschiedenen Faktoren, so z.B. zwischen Lebensereignissen und den Lebensumständen. Das bedeutet nicht, dass es nicht möglich wäre, Faktoren, die das Empfinden von Glück beeinflussen, aufzuweisen und daraus Folgen für die Lebenspraxis der Menschen abzuleiten. Denn die Glücksforschung ist selbst ein Faktor in der Entwicklung der Glücksproduktion und nicht nur der Ausdruck einer Gesellschaft, in der Glück als individuelles Ziel gilt[54].

Allerdings ist die Glücksforschung kein Produkt einer nach Glück strebenden Gesellschaft, sondern es sind dabei auch wissenschaftliche Bedingungen wichtig, so die Entwicklung von originellen Konzepten beispielsweise und entsprechende Befunde dazu[55]. Wichtig ist auch das Bewusstsein davon, dass die Beschäftigung mit Glück eine lange Tradition hat und Glück eine thematische Breite aufweist, denn dadurch kann die Forschung „bei der Formulierung und wissenschaftssystematischen Verortung ihrer Konzepte unterstützt werden"[56].

3.3 Psychologische Glücksforschung

Auch Psychologen beschäftigen sich schon seit längerer Zeit mit Glücksempfindungen. Hier werden durch Umfragen die subjektiven und objektiven Lebensbedingungen von Menschen und sogar ganzer Bevölkerungen erforscht. Gegenstand ist dabei das subjektive Wohlbefinden als Konzept des Glücks[57].

Umfragen können auch von gesellschaftlichen und politischen Institutionen durchgeführt werden. Ein Beispiel dafür ist „der 1972 ins Leben gerufene General Social Survey (GSS) des National Opinion Research Center (NORC) an der Universität Chica-

---

53 Braun S. 44
54 Braun S. 44f.
55 Braun S. 45
56 a.a.O.
57 Braun S. 46

go"[58]. Ein wichtiges Ziel des General Social Survey ist das Aufzeigen von Trends in der amerikanischen Gesellschaft, wobei auch Fragen zum subjektiven Wohlbefinden gestellt werden. Außerdem gibt es den Wohlfahrtssurvey, bei dem es sich um „"eine Repräsentativbefragung, die speziell für die Erhebung von Daten zur individuellen Wohlfahrt und Lebensqualität konzipiert wurde""[59]. Dabei „"werden für verschiedene Lebensbereiche Fragen sowohl zu objektiven Lebensbedingungen als auch zu deren subjektiver Wahrnehmung und und Bewertung gestellt""[60].

Allgemein wird sich also um eine Messung vom subjektiven Wohlbefinden und eine Darstellung im Zeitablauf bemüht. Die Daten und Veröffentlichungen, die dabei entstehen, fließen mittlerweile in die „"World Database of Happiness""[61] ein. Das ist eine von Ruut Veenhoven an der Europa-Universität Rotterdam aufgebaute Datenbank, in deren Zentrum entsprechende Studien erfasst werden. Bei dieser Erfassung ist der Inhalt von größter Bedeutung. Lediglich Studien, „in denen es um die subjektive Bewertung des Lebens als Ganzes (,life-as-a-whole') geht"[62], wurden aufgenommen. Dagegen wurden die Studien, die nur auf die Zufriedenheit mit Lebensbereichen wie Familie Bezug nehmen, nicht aufgenommen. Für Glück wurden allerdings Synonyme wie Lebenszufriedenheit und psychisches Wohlbefinden verwendet. Ein Großteil der erfassten Studien stammen aus der Bereich der Sozialwissenschaften und der Psychologie, der Rest aus der Medizin und der Philosphie[63].

Als Gegenstand der Forschung dienen die Glücksvorstellungen, d.h. die Antwort auf die Frage, was Glück eigentlich ist. Alfred Bellebaum beantwortet die Frage folgendermaßen: „"Glück ist das, was Menschen sich darunter vorstellen""[64]. Daraus lässt sich schlussfolgern, dass es in einer Gesellschaft eine unüberschaubare Menge an Glücksvorstellungen geben muss. Doch auch in einer pluralistischen Gesellschaft ist die Individualität beim Umgang mit Glück begrenzt, die gesellschaftlichen Einflüsse sind nicht zu übersehen. Offenbar gibt es auch bei den Glücksvorstellungen, ähnlich wie bei der

---

58 Braun S. 46
59 a.a.O.
60 a.a.O.
61 Braun S. 47
62 a.a.O.
63 a.a.O.
64 Braun S. 48

Vorstellung eines harmonischen Zusammenlebens, bestimmte Grundtypen, die von der Tradition der geisteswissenschaftlichen Befassung mit Glück beeinflusst sein könnten[65].

In der Praxis wird, wie bereits erwähnt, lediglich die Befragung angewendet. Ein Problem bei der Analyse ist allerdings, dass es vielen Menschen nicht leicht fällt, ihre Gefühle zu verbalisieren. Eine Befragung zum subjektiven Wohlbefinden kann entweder als Gespräch oder schriftlich erfolgen. Es können offene, also zu einem strukturierten Themenfeld gestellte, oder geschlossene Fragen sein. Bei den geschlossenen Fragen werden häufig Skalen eingesetzt[66]. Beispiele für solche Fragen gibt es beim Wohlfahrtssurvey, hier lautete eine Frage: „„Ist Ihr Leben im Augenblick 'sehr glücklich?', 'ziemlich glücklich?', 'ziemlich unglücklich?' oder 'sehr unglücklich?'""[67].

Bei einer Bilanz der Daten, die man bei einer solchen Umfrage erhält, sollten einige Bedingungen berücksichtigt werden. Eine dieser Bedingungen ist die persönliche Meinung des Befragten. Zu beachten ist die Bereitschaft und die Fähigkeit zur Auseinandersetzung mit der eigenen Lage und die Fähigkeit zur Verbalisierung dieser Auseinandersetzung. Auch die psychische Verfassung spielt eine Rolle, denn die Antworten auf Fragen nach dem subjektiven Wohlbefinden fallen nach negativen Ereignissen oder Erfahrung anders aus als bei positiven[68]. Eine weitere Bedingung sind gesellschaftliche Normen. Der Befragte gibt nur solche Antworten, die ein positives Bild von ihm vermitteln, obwohl das nicht sein eigentliches Empfinden oder Denken ist. Eine solche Situation geschieht vor allem bei einem persönlichen Gespräch bzw. Interview, während bei einer anonymen schriftlichen Befragung eher Meinungen offenbart werden, auch wenn diese nicht mit der mehrheitlichen Meinung übereinstimmen[69].

Trotz solcher Verzerrungen geben solche Umfragen interessante Informationen über viele psychologische Zusammenhänge, wenngleich nicht über die gestellte Frage[70].

---

65 Braun S. 48
66 Braun S. 49
67 a.a.O.
68 Braun S. 51
69 Braun S. 52
70 a.a.O.

4 Zusammenfassung der Ergebnisse der Glücksforschung

Immer mehr Menschen möchten Glück haben und erleben. Doch wie wird man möglichst dauerhaft glücklich? Die Glücksforschung hat dazu bereits einige Ergebnisse erforscht, die im Folgenden vorgestellt werden.

Der Psychologieprofessor Ed Diener ist bereits seit langer Zeit in der Glücksforschung tätig und hat während seiner Arbeiten die positiven Eigenschaften glücklicher Menschen, also Menschen mit einem hohen Wert an subjektivem Wohlbefinden, ermittelt. Glückliche Menschen leben länger, auch dadurch bedingt, dass sie ein stärkeres Immunsystem haben. Außerdem sind sie kreativer und zeigen mehr Interesse an Lösungen statt an Problemen. Glückliche Menschen zeigen die Tendenz, ihren Kollegen zu helfen und erledigen sogar deren Arbeit. Sie sind beruflich und privat erfolgreicher: sie haben ein höheres Einkommen und führen bessere Ehen. Glückliche Menschen sind auch gesellig, hilfsbereit und beliebt bei anderen Personen, weil sie eine höhere Sozialkompetenz haben. Außerdem können sie besser mit schwierigen Situationen umgehen, da sie nur schwer zu erschüttern sind und unaufhörlich bis zum Ende dieser schwierigen Situation an einer Lösung arbeiten. Daraus folgt, dass jemand, der glücklich ist, keinen Grund hat für Streit oder einen anderen Menschen zu bestehlen. Diese Ergebnisse zeigen also, dass ein hoher Wert an subjektivem Wohlbefinden nicht nur für Einzelne, sondern für die gesamte Gesellschaft erstrebenswert ist[71].

Für das Erreichen von Glück ist es entscheidend zu wissen, dass Glück nicht von äußeren Einflüssen stammt, also nicht durch einen Lottogewinn beispielsweise. Es hat viel mehr mit der inneren Einstellung des Menschen zu tun, denn die Quelle des Glückszustands ist der Mensch selbst. Verhaltensweisen, die sich negativ auf das Glück auswirken, können mit dieser Information erkannt und reduziert werden[72].

Wichtig ist auch das aktive Handeln, um Glück zu erlangen. Alle Glückschancen sollten bewusst und aktiv vorbereitet und genutzt werden, auch wenn es sich lediglich um eine kurze Freude handelt. Wer sich beispielsweise nicht um eine Arbeit bemüht, wird auch keine bekommen. Die Erhöhung der Chancen auf Glück ist zwar keine Garantie für

---

71 Horbach S. 9
72 Horbach S. 36

Glück, allerdings steigt die Wahrscheinlich dafür auf beträchtliche Weise[73].

Der Versuch, Glück zu erlangen, hängt auch immer mit der Vermeidung von Unglück zusammen. Unglück entsteht durch zu hohe bzw. unrealistische Erwartungen, Unachtsamkeit (im Straßenverkehr zum Beispiel) und gesundheitlichen Risiken, die beispielsweise durch starkes Rauchen hervorgerufen werden. Durch das Meiden dieser Dinge kann auch das Unglück vermieden werden[74].

Auch einige Irrtümer hindern bei der Suche nach Glück. Einer dieser Irrtümer ist, dass Geld und Reichtum glücklich machen. Untersuchungen an Lottogewinnern haben aber ergeben, dass diese zwar anfangs glücklich waren, aber nach einem Jahr genauso glücklich bzw. unglücklich wie vorher. Ein anderer Irrtum ist, dass Freizeitaktivitäten glücklich machen. Auch das konnte durch die Ergebnisse des bekannten Glücksforschers Mihaly Csikszentmihaly widerlegt werden. Viele Menschen fühlen sich sogar in ihrer Arbeit wohler als in ihrer Freizeit. Ein dritter Irrtum besagt, dass Glück eine Belohnung für Erfolg darstellt. Es wird also angenommen, dass für Glück erst harte Arbeit geleistet werden muss. Genau das Gegenteil konnte nachgewiesen werden, glückliche Menschen haben mehr Erfolg als unglückliche[75].

Einige Ergebnisse der Glücksforschung wurden hier dargestellt, selbstverständlich gibt es noch weitere. Auch in Zukunft wird das Thema Glück weiter erforscht. Doch es lässt sich bereits jetzt sagen, dass Geld allein kein Faktor zum Erreichen von Glück ist. Wie schon am Anfang dieser Arbeit erwähnt, ist den Menschen Familie wichtiger als Eigentum. Das sollte im alltäglichen Verhalten berücksichtigt werden, wenn man ein glückliches Leben führen möchte.

---

73 Horbach S. 36f
74 Horbach S. 37
75 Horbach S. 39

Literaturverzeichnis

Buchquellen:

- Braun, Hans: Empirische Glücksforschung. Ein schwieriges Unterfangen. In: Bellebaum, Alfred (Hrsg.): Glücksforschung. Eine Bestandsaufnahme, Konstanz 2002, S. 43 - 58

- Horbach, Wolff: 77 Wege zum Glück, München 2008

- Koch, Michael: Beiträge der Hirnforschung zum Verständnis des menschlichen Glücks. In: Bellebaum, Alfred (Hrsg.): Glücksforschung. Eine Bestandsaufnahme, Konstanz 2002, S. 79 - 94

- Konz, Peter: Glücksforschung – ein Überblick über empirische Ergebnisse, München 2010

Internetquellen:

- [FOCUS Online]: Familie, Arbeit, Glaube. Was uns wirklich glücklich macht <www.focus.de/gesundheit/ratgeber/psychologie/gesundepsyche/familie-arbeit-glaube-was-uns-wirklich-gluecklich-macht_id_3902515.html> [31.10.2014]

- [Anonym]: Glück <zitate.net/glück.html> [31.10.2014]

Abkürzungsverzeichnis

bzw.	beziehungsweise
z.B.	zum Beispiel
d.h.	das heißt

BEI GRIN MACHT SICH IHR WISSEN BEZAHLT

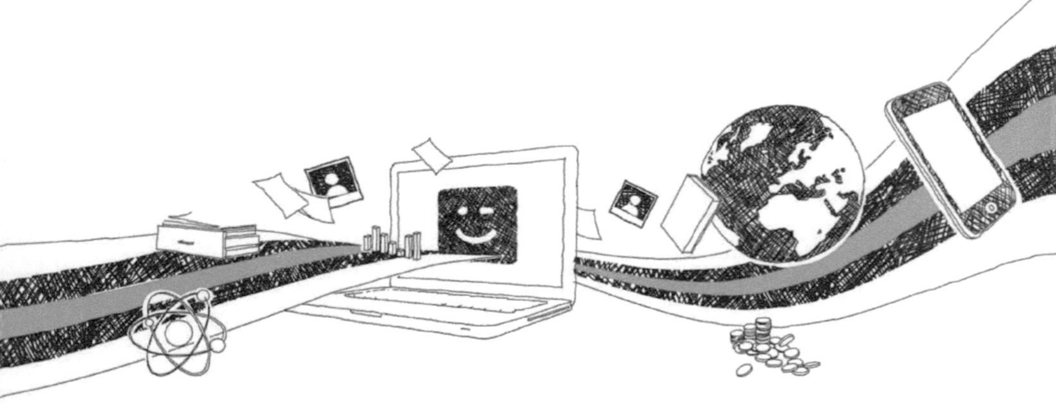

- Wir veröffentlichen Ihre Hausarbeit, Bachelor- und Masterarbeit

- Ihr eigenes eBook und Buch - weltweit in allen wichtigen Shops

- Verdienen Sie an jedem Verkauf

Jetzt bei www.GRIN.com hochladen und kostenlos publizieren

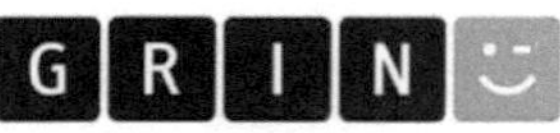